口腔门诊疼痛控制
与镇静技术专家共识

中华口腔医学会麻醉学专委会口腔镇静学组　著

专家组成员（以姓氏笔画为序）

万　阔　北京协和医院

李　刚　南京大学医学院口腔医院

张　惠　第四军医大学口腔医院

张国良　第四军医大学口腔医院

徐　辉　上海交通大学医学院第九人民医院

徐礼鲜　第四军医大学口腔医院

人民卫生出版社

图书在版编目（CIP）数据

口腔门诊疼痛控制与镇静技术专家共识/中华口腔医学会麻醉学专委会口腔镇静学组著.—北京：人民卫生出版社，2014

ISBN 978-7-117-18979-8

Ⅰ.①口… Ⅱ.①中… Ⅲ.①口腔-止痛 Ⅳ.①R781.05

中国版本图书馆 CIP 数据核字（2014）第 101623 号

| 人卫社官网 | www.pmph.com | 出版物查询，在线购书 |
| 人卫医学网 | www.ipmph.com | 医学考试辅导，医学数据库服务，医学教育资源，大众健康资讯 |

口腔门诊疼痛控制与镇静技术专家共识

著　　者：中华口腔医学会麻醉学专委会口腔镇静学组
出版发行：人民卫生出版社（中继线 010-59780011）
地　　址：北京市朝阳区潘家园南里 19 号
邮　　编：100021
E - mail：pmph @ pmph.com
购书热线：010-59787592　010-59787584　010-65264830
印　　刷：北京盛通印刷股份有限公司
经　　销：新华书店
开　　本：787×1092　1/32　印张：3
字　　数：42 千字
版　　次：2014 年 7 月第 1 版　2017 年 5 月第 1 版第 2 次印刷
标准书号：ISBN 978-7-117-18979-8/R · 18980
定　　价：16.00 元
打击盗版举报电话：010-59787491　E-mail：WQ @ pmph.com
（凡属印装质量问题请与本社市场营销中心联系退换）

序

恐惧是人类常常会经历的一种情绪反应,而对医疗过程的陌生与恐惧,尤其是对口腔治疗的恐惧更为普遍与严重。人们对于口腔治疗的恐惧还有其特殊性,那就是不同的人群对于口腔治疗恐惧的表现有明显的差异。例如有的人仅仅是害怕看牙时的疼痛,而有的人不但害怕看牙时的疼痛,对于口腔治疗过程中的牙钻声音、材料气味都感到害怕,甚至看到拔牙或治牙的设备都感到非常恐惧。儿童的恐惧表现又与成人不同,与年龄呈明显的相关性。

消除患者对看牙的恐惧,使其顺利完成其口腔疾病的治疗是口腔医师不可推卸的责任与义务。医师应根据患者害怕看牙的不同表现采取不同的措施,包括良好的医患沟通、适当的心理治疗和实施完善的镇痛与镇静技术。采取这些措施,尤其是完善的镇痛与镇静措施,不但可以帮助患者克服对口腔治疗的恐惧,使患者获得无痛、舒适的口腔治疗体验,对于那些不能配合治疗的儿童和智障患者更是必不可少的。这些技术的推广不仅会大大推进中国的口腔治疗技术的进步,同时也必定造福广大牙病患者。

完善的镇痛与镇静包括一系列临床技术,例如无痛口腔局部麻醉注射技术和各类局部麻醉技术,又例如各种给药途径的轻、中度镇静技术以及深度镇静技术,有的时候还需要门诊全身麻醉技术和住院麻醉技术。为患者提供这些技术的人员有口腔医师,也有专业的麻醉医师。

口腔镇痛与镇静技术融合了多学科的知识与技术,对于口腔医师与麻醉医师来说都是一个新的课题。口腔医师需要了解无痛措施在治疗中的重要作用以及实施深度镇静和全身麻醉时的风险,麻醉医师也需要了解口腔门诊治疗和常规颌面外科手术治疗的麻醉的不同以及口腔门诊治疗中口腔医师和患者的需求。

这本面向广大口腔医师和麻醉医师的专家共识,是由麻醉学专业委员会镇静学组组织了包括口腔医师和专业麻醉医师在内的多学科专家研讨、编辑而成的,它以为患者提供舒适治疗为目的,从操作指南和常用镇痛镇静技术两个方面系统介绍了有关口腔治疗的镇痛镇静技术。其中操作指南部分总结了实施相关技术的人员要求、设备和技术标准等问题的专家共识,常用技术部分则对各类技术的临床操作做了较为详尽的介绍,对于临床上应用这些技术有具体的重要指导意义和价值。

我相信这一专家共识的发布,必将有力促进舒适治疗理念和技术在我国的普及与推广,推动我国口腔治疗技术水平的提高,也必将受到广大患者的欢迎,使他们不再遭受对口腔治疗的恐惧和各种治疗过程中疼痛的折磨,享受舒适治疗,保障口腔健康!

中华口腔医学会会长

王兴

2014 年 3 月 6 日

前　言

口腔门诊局麻的目的是在诊疗中用于控制和管理疼痛,但是局麻的操作过程会带来疼痛的感觉,口腔科医师采取种种方法来减轻疼痛,如使用较细的注射针头、注射前表面麻醉、采用计算机控制局部麻醉输注设备等等,随着局部麻醉药物的改进以及采用无痛局部麻醉注射技术,将来口腔科治疗的过程可以完全无痛。

局部麻醉虽有镇痛效果,却没有镇静效应,对于对疼痛极度敏感以及对看牙早已心生恐惧的牙科恐惧症患者、不愿配合治疗的儿童患者、有基础疾病的老年患者、脑功能障碍患者等这些特殊人群,口腔科医师积极寻找既能镇痛又能镇静的方法解决此难题。1930年,英国两位牙科医师 Stanley Drumond Jackson 和 Victor Goldman 及美国的

Adrian Hubell 医师率先将安眠药氯巴比妥用于口腔外科治疗镇静中，口腔镇静术由此产生。

目前国内有越来越多的口腔机构在口腔诊疗中采用了口腔镇静技术，由于大多数镇静药物并没有镇痛作用，因此口腔局麻不能取代，多采用国际主流的局麻＋镇静＋麻醉监测管理技术，结合规范的四手操作配合，使患者就医过程安全、高效、舒适。

我国的口腔科医师过去大多数未接受过系统的镇静术的理论知识教育，同时缺乏呼吸道管理知识及急救复苏知识，口腔科医师开展镇静术存在着挑战和风险。现在中国卫生行业标准规定为：经过专业知识培训和临床操作培训，并经考核合格后的口腔科医师方可开展口腔镇静技术，而深度镇静及全身麻醉必须由麻醉医师实施。

1986 年 ASA 提出了监测下的麻醉管理技术（monitored anesthesia care，MAC）的概念，是指专业的麻醉医师参与局麻或全麻患者生命体征的监测和（或）对接受诊断性或治疗性操作的患者使用镇静—镇痛药物，以解除患者焦虑及恐惧情绪、减轻疼痛和其他伤害性刺激，提高围术期的安全性和舒适性。

口腔科医师与麻醉医师合作是开展口腔镇静镇痛的基础，麻醉医师走出手术室，到口腔门诊实施镇静监测麻醉管理，已经成为临床麻醉领域的一个重要工作内容。

中华口腔医学会麻醉学专业委员会口腔镇静学组组织国内有丰富口腔镇静术理论和临床实践经验的专家编写"口腔门诊疼痛控制与镇静技术专家共识"，对口腔门诊镇静镇痛提出系统的成熟经验，为广大口腔医疗机构及拟开展口腔镇静术的口腔医师提供不同的口腔镇静镇痛操作方法，通过学习和推广，将使我国口腔门诊镇静镇痛技术提高到新的水平。

中华口腔医学会麻醉学

专委会镇静学组组长

李刚

2014 年 1 月 20 日

目 录

—— 第一部分 ——
口腔门诊疼痛控制与镇静技术
操作指南

1. 概述 ……………………………… 3

1.1 简介 ……………………………… 3

1.2 口腔镇痛镇静治疗的目的 …………… 4

1.3 口腔患者镇痛镇静指征 …………… 5

1.4 口腔患者镇痛镇静疗效的相关

评价指标 ……………………… 7

2. 术语和定义 ………………………… 11

2.1 局部麻醉 ……………………… 11

2.2 轻度镇静 ……………………… 11

2.3　中度镇静 ……………………………… 11

2.4　深度镇静 ……………………………… 12

2.5　全身麻醉 ……………………………… 12

2.6　滴定技术 ……………………………… 13

3. 人员资质和设备要求 ……………………… 13

3.1　局部麻醉 ……………………………… 13

3.2　轻度镇静和中度镇静 ………………… 14

3.3　深度镇静 ……………………………… 15

3.4　全身麻醉 ……………………………… 16

4. 临床操作指南 ……………………………… 17

4.1　局部麻醉 ……………………………… 17

4.2　轻度镇静和中度镇静 ………………… 19

4.3　深度镇静和门诊全身麻醉 …………… 20

5. 附录 ………………………………………… 22

—— 第二部分 ——
口腔门诊常用镇痛与镇静技术

1. 口腔门诊疼痛控制技术 ·············· 47

　1.1　简介 ·························· 47

　1.2　局部麻醉药物 ················ 48

　1.3　局部麻醉技术 ················ 50

　1.4　并发症及急症的预防和处理 ····· 57

2. 口服药物镇静技术 ·············· 58

　2.1　简介 ·························· 58

　2.2　口服镇静药物的优缺点 ········ 59

　2.3　病例选择 ···················· 60

　2.4　常用的口服镇静药物 ·········· 60

　2.5　操作注意事项 ················ 60

3. 笑气吸入镇静技术 ·············· 62

　3.1　简介 ·························· 62

　3.2　口腔镇痛镇静用笑气-氧气混合

镇静设备的特点 ……………… 63

3.3 笑气-氧气混合镇静的优缺点 ……… 63

3.4 病例选择 ……………………… 64

3.5 操作注意事项 ………………… 64

4. 静脉清醒镇静技术 ……………… 66

4.1 简介 ………………………… 66

4.2 病例选择 ……………………… 66

4.3 常用镇静药物 ………………… 66

4.4 咪达唑仑静脉清醒镇静技术 …… 67

4.5 并发症及急症的预防和处理 …… 67

5. 深度镇静技术 ………………… 68

5.1 深度镇静技术简介 …………… 68

5.2 常用药物和给药途径 ………… 68

5.3 病例选择 ……………………… 69

5.4 具体操作技术介绍 …………… 70

5.5 常见并发症及处理 …………… 71

6. 口腔门诊全身麻醉技术 ……… 73

6.1 简介 ………………………… 73

6.2 口腔门诊全身麻醉的主要方法 …… 73

6.3　病例选择 ················· 74

6.4　术前准备 ················· 74

6.5　全麻的实施和管理 ··········· 74

6.6　术中监测 ················· 75

6.7　全麻复苏 ················· 75

第一部分

口腔门诊疼痛控制与镇静技术操作指南

1. 概述

1.1 简介

近年来,随着人们对医疗过程中舒适化的要求越来越高,全国各级医疗单位应用镇静和镇痛控制技术实施的无痛牙科、无痛胃肠镜、无痛分娩、无痛人流、无痛支气管镜、术后镇痛和重症监护镇静治疗等舒适化医疗方法已遍及大多数临床科室。因口腔治疗的特殊性,据流行病学调查表明,在口腔门诊就诊的患者中,超过50%的患者对于看牙感到紧张和恐惧,被称为牙科恐惧症(dental fear)。牙科恐惧症的危害很大,它不仅能够引起治疗过程的中断以及对口腔医师情绪和行为的消极影响,还能够降低早期就诊率、诊疗质量和工作效率,恶化医患关系,并导致不良的外延效应。牙科恐惧症是限制口腔治疗的重要原因,许多患者宁可忍受牙痛的折磨,也不愿意治牙。这反映了对牙科服务安全性、舒适性的需求。镇痛与镇静治疗是特指应用药物及相关技术以消除患者疼痛,减轻患者激动、焦虑、恐惧和躁动，并诱导顺行性遗忘的口腔治疗基础。

在口腔门诊治疗过程中，为保证患者的无痛与舒适、缓解牙科治疗恐惧，牙科疼痛控制与镇静技术得到了越来越广泛的应用。随着技术的进步，在口腔治疗中，局部麻醉、镇静和全身麻醉的管理逐渐成为不可分割的一个整体。不仅对于一些特殊的人群，例如极度牙科治疗恐惧的患者、不能配合的儿童患者以及智障患者等需要开展此类技术，对于一般的追求无痛、舒适治疗过程的患者，也应该在条件允许的情况下，尽量开展相关技术。

口腔医师应该时刻牢记，我们在实施口腔疾病的治疗过程中，必须同时注意尽可能减轻患者的痛苦与恐惧感，使患者不感知或者遗忘其在治疗阶段的各种痛苦，避免这些痛苦加重患者情绪波动或影响其接受进一步治疗。

1.2 口腔镇痛镇静治疗的目的

在镇痛和镇静治疗之前，应尽量明确导致患者产生疼痛及焦虑躁动等症状的原因，尽可能采用各种非药物手段(包括服务态度、心理、环境和物理方法等)去除或减轻一切可能的影响因素。

镇痛和镇静治疗的目的在于:①减轻或消除患者的恐惧、焦虑及躯体不适感,减少不良刺激及交感神经系统的过度兴奋;②降低患者的代谢速率,减少氧耗量;③增高疼痛阈值,减轻或消除口腔治疗中的疼痛刺激。

专家意见:镇静和镇痛是出于不同的治疗目的,对于口腔治疗患者首要问题是减轻或消除治疗过程中疼痛刺激,但同时也应考虑实施有效的镇静治疗,以减轻或消除患者的恐惧和焦虑,两者之间相互影响与相互加强。在实施镇痛和镇静治疗之前,应尽可能去除或减轻导致疼痛、焦虑和躁动的诱因,对于合并疼痛因素的患者,在实施镇静之前,应首先给予充分镇痛治疗。

专家意见:镇痛和镇静治疗应作为口腔治疗的不可分割的组成部分。

1.3　口腔患者镇痛镇静指征

1.3.1　疼痛

疼痛是因牙痛、炎症刺激、侵入性治疗,如

局部麻醉、拔牙、根管治疗、补牙,或因情感痛苦而产生的一种不适的感觉。

1.3.2 牙科治疗恐惧

一般是指对于牙科和接受牙科诊疗相关的异常心理、生理及行为状态。主要表现为在治疗前、治疗期间的紧张、焦虑、恐惧,不能控制自己的情绪和行为,同时伴有心跳加快、血压异常、出汗、多语、肌肉紧张、面色苍白乃至晕厥等。牙科治疗恐惧主要原因是对疼痛的恐惧、对未知的恐惧、对机体受到伤害的恐惧等因素导致的焦虑症状。牙科恐惧症的患者在很大程度上不能配合医师的治疗甚至避医。牙科恐惧症是一种心理疾病,临床中超过一半的口腔疾病患者都对治疗心存恐惧。引起牙科恐惧症的原因很多,大多数人表示牙科恐惧是从一次具创伤性、难熬而又痛苦的看牙经历开始的。

专家意见:减轻牙科治疗恐惧的方法包括在治疗过程中提高患者舒适度,包括改善就诊环境、提高服务态度和服务质量,并给予合适的镇痛与镇静等。因此对牙科治疗恐惧患者应在充分镇痛和去除可逆性原因基础上开始镇静。

1.4 口腔患者镇痛镇静疗效的相关评价指标

相关评价指标包括疼痛感觉的评估,患者焦虑、恐惧的评估,镇静程度和意识状态的评估以及清醒程度的评估等。

相对于外科手术所需要的全身麻醉,对于口腔患者的镇静镇痛更加强调"适度"的概念,"过度"与"不足"都可能给患者带来一定的伤害。为此,需要对口腔治疗患者意识状态及镇痛镇静程度进行准确地评估。对疼痛程度和意识状态的评估是进行合理和有效镇痛镇静的基础。

1.4.1 疼痛评估

疼痛评估应包括疼痛的部位、特点、加重及减轻因素和强度,最可靠有效的评估指标是患者的自我描述。使用各种评分方法来评估疼痛程度和治疗反应,应该定期进行、完整记录。常用评分方法有:

语言评分法(verbal rating scale, VRS):按从疼痛最轻到最重的顺序以 0 分(不痛)至 10 分(疼痛难忍)的分值来代表不同的疼痛程度,由患者自己选择不同分值来量化疼痛程度。

视觉模拟法(visual analogue Scale, VAS):用一条 100mm 的水平直线,两端分别定为不痛到最痛。由被测试者在最接近自己疼痛程度的地方画垂线标记,以此量化其疼痛强度。VAS 已被证实是一种评价老年患者急、慢性疼痛的有效和可靠方法(附录 1)。

数字评分法(numeric rating scale, NRS):NRS 是一个从 0~10 的点状标尺,0 代表不疼,10 代表疼痛难忍,由患者从上面选一个数字描述疼痛。其在评价成年患者急、慢性疼痛的有效性及可靠性上已获得证实(附录 2)。

面部表情评分法(faces pain scale, FPS):由 5 种面部表情及 0~10 分(或 1~5 分)构成,程度从不痛到疼痛难忍。由患者选择图像或数字来反映最接近其疼痛的程度(附录 3)。

FPS 与 VAS、NRS 有很好的相关性,可重复性较好。

疼痛评估可以采用上述多种方法来进行,但最可靠的方法是患者的主诉。VAS 或 NRS 评分依赖于患者和医护人员之间的交流能力。

专家意见:患者的主诉是评价疼痛程度和

镇痛效果最可靠的标准。建议临床使用 NRS 来评估疼痛程度。

专家意见: 观察与疼痛相关的行为(运动、面部表情和姿势)和生理指标(心率、血压和呼吸频率),并且监测镇痛治疗后这些参数的变化也是评估疼痛的重要方法。

1.4.2 恐惧的评估

患者对口腔治疗感到焦虑的程度,一般采用改良牙科焦虑量表(modified dental anxiety scale,MDAS)来评估,MDAS 是筛查量表,可以较好地评估患者对于口腔治疗的恐惧和焦虑程度(附录4)。

另外常被采用的还有牙科恐惧量表(dental fear scale,DFS),DFS 不但可以评估患者的恐惧程度,还可以对原因进行分析,但条目比 MDAS 要多(附录5)。

对于儿童的恐惧程度,常用的评估量表是儿童恐惧量表,牙科分量表(附录6)。

评价治疗过程中儿童的配合程度和总体疗效评估可以选择 Frankle 量表和 Houpt 量表(附录7)。

1.4.3 镇静程度和意识状态的评估

镇静程度和意识状态的评估有很多种量表,比较适合口腔门诊患者使用的是 The Observer's Assessment of Alertness/Sedation Scale,OAA/S(附录 8)和 Ramsay(附录 9)评分。

专家意见:客观性评估是镇静评估的重要组成部分。但现有的客观性镇静评估方法的临床可靠性尚有待进一步验证。目前报道的方法有脑电双频指数(bispectral index,BIS)、心率变异系数及食管下段收缩性等。

专家意见:应个体化制定口腔患者的镇静目标,及时评估镇静效果。

专家意见:应选择一个有效的评估方法对镇静程度进行评估。

专家意见:在有条件的情况下可采用客观的评估方法。

1.4.4 清醒离院评价可以采用相应离院标准(附录 10)。

2. 术语和定义

2.1 局部麻醉(local anesthesia)

本文所指的局部麻醉为在口腔治疗过程中,通过在局部或区域注射药物,达到消除口腔治疗中的局部感觉,尤其是疼痛感觉的过程。

2.1.1 无痛局部麻醉注射(painless local anesthesia injection)

在进行局部麻醉时,通过采用预麻醉和慢速给药等方式,达到整个注射过程完全无痛的一种注射技术。

2.2 轻度镇静(minimal sedation)

轻度镇静是一种通过药物达到的意识抑制状态,期间患者对口头指令反应正常,尽管认知功能和协调性可能受到影响,但心肺功能不受干扰。

2.3 中度镇静(moderate sedation)

中度镇静是一种通过药物达到的意识抑制

状态,期间在有或没有轻度触觉刺激的条件下,患者对口头指令可以做出有意识的反应。不需要专门的措施来维持气道通畅,自主呼吸正常,心血管功能多数情况下不受干扰。

2.4 深度镇静(deep sedation)

深度镇静是一种药物诱导的意识抑制状态,患者不易被唤醒,但可以对重复性的或疼痛刺激做出反应。维持自主换气的能力可能受到影响,患者可能需要辅助措施维持气道通畅,自主换气可能不充分。心血管功能多可维持。

专家意见: 由于深度镇静到全麻是一个连续的过程,并不总是能够预测每个患者的镇静深度,因此,实施镇静的医师应该能够识别镇静的程度变化,并且如果镇静的程度比计划给予的深时,应能够处理患者生命体征的变化。通常由麻醉医师实施。

2.5 全身麻醉(general anesthesia)

全身麻醉是一种药物诱导的可控的意识丧失状态,患者甚至不能被疼痛刺激唤醒,自主呼吸的能力大多受到抑制,需要辅助措施维持气道通畅,由于自主换气抑制和药物造成的神经肌肉功能障碍,常需要辅助通气。心血管功能可能会受到影响。

2.6 滴定技术(titration)

逐渐增加药物剂量直到起效。

3. 人员资质和设备要求

3.1 局部麻醉

3.1.1 人员资质

取得执业医师执照的口腔执业医师及麻醉医师均可进行局部麻醉操作,但实施复合镇静治疗下局部麻醉的医师应该接受口腔门诊相应镇静操作的培训。

单纯局部麻醉可由符合资质的1名医师单独操作。

3.1.2 设备要求

使用符合国家标准的回吸式注射器,实施无痛局部麻醉注射或牙周膜等阻力较大的局麻注射时推荐使用计算机控制局麻注射系统

(computer-controlled local anesthetic delivery,C-CLAD)。

3.2 轻度镇静和中度镇静

3.2.1 人员资质

取得执业医师执照的口腔医师,同时应取得基础生命支持(basic life support,BLS)培训合格证书,并接受过口腔轻中度镇静技术的培训。

取得执业医师执照的麻醉医师,并接受过口腔门诊轻中度镇静技术的培训。轻度镇静需要由至少2名符合资质的医师操作。

3.2.2 设备要求

设备:①监护仪:至少能进行心率、无创血压、脉搏血氧饱和度监测;②吸引器;③氧气及正压供氧装置;④简易呼吸器等抢救设备;⑤最好备有除颤仪;⑥具有建立静脉通路的器具。

急救药品:升压药物、降压药物、阿托品、利多卡因、皮质类固醇激素、常用液体等。

专家意见:使用笑气-氧气混合镇静镇痛技术的医疗机构应具备设有治疗保护装置的口腔专用笑气-氧气混合镇静设备。诊室要有通风换气设备或废气收集设备。

专家意见:理想的轻度至中度镇静,希望患者可以对指令性语言或轻触觉做出适当反应,能自行维持正常的呼吸和心血管功能,避免因过度镇静镇而影响呼吸与心血管功能。原则上轻至中度镇静程度以患者能自行呼吸,心血管功能正常为准则。另外需填写镇静记录单,可以帮助临床医师在执行镇静前对患者有适当的评估,并制定合适的实施方案。

3.3 深度镇静

3.3.1 人员资质

取得执业医师执照的麻醉医师和口腔医师各 1 名,口腔医师同时应取得高级生命支持(advanced life support,ACLS)培训合格证书,开展儿童深度镇静的医师还应取得儿童高级生命支持培训合格证书,并接受过口腔门诊深度镇静技术的培训。取得执业医师执照的麻醉医师,应接受过口腔门诊深度镇静技术的培训。

3.3.2 设备要求

设备:①监护仪:至少能进行心率、无创血压、脉搏血氧饱和度与呼气末二氧化碳浓度监测;②吸引器;③氧气及正压供氧装置;④简易呼吸器等抢救设备;⑤除颤仪;⑥具有建立静脉通路的器具。

急救药品:升压药物、降压药物、阿托品、利多卡因、皮质类固醇激素、常用液体等。

3.4 全身麻醉

3.4.1 人员资质

从事全身麻醉必须具有《医师执业证书》,执业地点为申请单位的麻醉医师和口腔医师各1名,其中麻醉医师要具有毒麻类药品处方权,应累计完成不少于100例全身麻醉气管插管,在上级医师指导下参与困难气道处理不少于20例,至少掌握1种困难气道处理的方法,并接受过口腔全身麻醉的专门培训。口腔医师应取得高级生命支持培训合格证书。普通口腔医院或诊所若无专业麻醉医师,则在实施口腔门诊全麻时须与当地相关的综合医院达成技术支援合作协议。

3.4.2 设备要求

设备:①多功能麻醉机;②麻醉监护仪:至少能进行心率、无创血压、脉搏血氧饱和度与呼气末二氧化碳浓度监测;③吸引器;④氧气及正压供氧装置;⑤简易呼吸器等抢救设备;⑥除颤仪;⑦具有建立静脉通路的器具。

急救药品:尼可刹米、去乙酰毛花苷、硝酸甘油、肾上腺素、阿托品、氨茶碱、地塞米松利多卡因、葡萄糖酸钙、东莨菪碱、盐酸曲马多、特非那定、沙丁胺醇气雾剂、常用液体等。

全身麻醉相关药品:咪达唑仑、异丙酚、氯氨酮、芬太尼、瑞芬太尼、七氟烷、异氟烷、米库氯铵、维库溴铵。

3.4.3 治疗室和病房要求

口腔门诊全麻治疗完毕后须有合适的麻醉后恢复室提供麻醉后苏醒并实施监护,若没有麻醉后恢复室,患者可在门诊治疗室和口腔治疗椅上苏醒恢复后离院。若有病房则可提供较复杂或长时间口腔手术治疗后的继续治疗和康复。

4. 临床操作指南

4.1 局部麻醉

尽管口腔医师对于在口腔治疗过程中使用

局部麻醉技术非常熟练而且有很好的安全记录，但还是要注意每个患者给予麻醉药物的最大剂量和安全有效剂量。大剂量的局部麻醉对于患者的中枢神经系统有抑制作用，特别是联合使用镇静技术的时候。

4.1.1 患者评估

患者最好符合 ASA I 和 ASA II 分级，有较重全身疾患的 ASA III 和 ASA IV 级患者应进行更为详细的全身评估，如请内科或其他专业医师会诊，尤其应注意麻药最大剂量的选择。

4.1.2 术前准备

根据患者全身情况及体重，预估最大麻药剂量。

选择合适针头及注射器，尽量减少组织内刺激。

4.1.3 病例记录

记录局部麻醉药物的种类和剂量以及是否含有血管收缩剂。

记录注射类型(如浸润、阻滞、骨内麻醉)。

如果局部麻醉药物联合使用镇静药物，所有药物剂量必须实时记录。

如果担心超过局麻药物的最大剂量,应在术前记录患者体重。

4.1.4 恢复和离院

正常情况下,局麻患者治疗后即可离院。应向患者交代局麻后注意事项,尤其是儿童患者,避免出现因麻木而产生自伤。

4.1.5 并发症的处理

应做好出现晕厥、局麻药物过敏、低血糖等各类并发症的处理预案,尤其在镇静下对儿童实施局部麻醉时,应做好局麻药物过量的处理预案。

4.2 轻度镇静和中度镇静

4.2.1 患者评估

患者最好符合 ASA Ⅰ 和 ASA Ⅱ 分级,有较重全身疾患的 ASA Ⅲ 和 ASA Ⅳ 级患者应进行更为详细的全身评估,如请内科或其他专业医师会诊。

4.2.2 术前准备

在可能的情况下,控制术前饮食。

在患者配合的情况下,记录基线生命体征。

签署知情同意书。

4.2.3 病例记录

记录口腔治疗情况。

镇静药物名称、剂量和使用时间。

生命体征检查:包括血氧饱和度、气道和循环情况。

4.2.4 恢复和离院

最好有独立的恢复室

离院时应符合离院标准,并向患者或监护人交代注意事项。

专家意见:治疗后当日不签署法律文件,治疗注意事项、知情同意书和镇静记录样例参见参考样例(附录 11、附录 12 和附录 13)。

4.2.5 过度镇静处理

如果镇静程度超过了轻中度水平,应立即停止,直至恢复。对有拮抗药物的镇静措施,可以酌情考虑使用拮抗剂。

4.3 深度镇静和门诊全身麻醉

4.3.1 患者评估

患者最好符合 ASAⅠ和 ASAⅡ分级,有较重全身疾患的 ASAⅢ 和 ASAⅣ 级患者应进行更为详细的全身评估,如请内科或其他专业医师会诊。

详细询问病史及用药情况,检查禁食状态。

4.3.2 术前准备

严格执行全身麻醉术前准备要求,并在预约前向患者交代注意事项,记录样例见参考样例(附录 14)。

4.3.3 镇静(麻醉)记录

严格执行全身麻醉记录要求。

4.3.4 恢复和离院

最好有独立的恢复室。

离院时应符合离院标准,并向患者或监护人交代注意事项。

专家意见:全身麻醉主要适用于口腔治疗时间较长的重度牙科恐惧症、智力障碍、精神行为异常的患者以及采用其他方法仍然不能配合的儿童患者。

专家意见:日间口腔全身麻醉要求从治疗前准备到术后离院恢复进行全过程设计。患者术后恢复质量关系到是否能按期离院,特别是术后疼痛和恶心呕吐的处理。因此,麻醉科医师应该从围术期的角度定位麻醉的选择和实施,包括患者的筛选、麻醉方法的调控、术后不良反应的预防和处置。

专家意见:应考虑患者对镇痛药耐受性的个体差异,为每个患者制定治疗计划和镇痛目标。

专家意见:深度镇静镇痛主要适用于重度牙科恐惧症、智力障碍、精神行为异常患者在实施口腔治疗时应用。

5. 附录

附录 1 疼痛视觉模拟评估法(VAS)

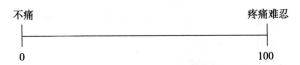

附录 2 数字疼痛评分尺(NRS)

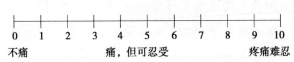

附录 3　疼痛面部表情评分

疼痛剧烈	疼痛明显	疼痛	疼痛轻微	无痛
5 分	4 分	3 分	2 分	1 分

附录 4　改良牙科焦虑量表（中文版）

1. 如果您明天要去看牙医，您会感到
轻松　有点紧张　紧张　焦虑　很焦虑，出汗甚至有点恶心

2. 当您在口腔科等待就诊时，你会感到
轻松　有点紧张　紧张　焦虑　很焦虑，出汗甚至有点恶心

3. 当您坐在牙科诊椅上等待治疗，牙医正在准备钻针，这时你会感到
轻松　有点紧张　紧张　焦虑　很焦虑，出汗甚至有点恶心

4. 您去洗牙，牙医正在准备洗牙用的器械，您会感到
轻松　有点紧张　紧张　焦虑　很焦虑，出汗甚至有点恶心

5. 牙医正准备给您的上面一颗后牙床上打麻药，您会感到
轻松　有点紧张　紧张　焦虑　很焦虑，出汗甚至有点恶心

轻松——1分

有点紧张——2分

紧张——3分

焦虑——4分

很焦虑，出汗甚至有点恶心——5分

引自：杨少清，改良牙科焦虑量表及牙科患者焦虑病因的研究，学位论文，1994，29-30

附录 5　牙科畏惧调查量表（中文版）

1. 您是否曾因害怕牙科治疗而推迟复诊
①从来没有；②很少这样；③有时候会；④经常这样；⑤总是这样

2. 您是否曾因害怕牙科治疗而取消复诊
①从来没有；②很少这样；③有时候会；④经常这样；⑤总是这样

3. 当您在看牙时，您有没有感到肌肉紧张
①从来没有；②很少这样；③有时候会；④经常这样；⑤总是这样

4. 当您在看牙时，您有没有感到呼吸加快
①从来没有；②很少这样；③有时候会；④经常这样；⑤总是这样

5. 当您在看牙时，您有没有感到出汗增加
①从来没有；②很少这样；③有时候会；④经常这样；⑤总是这样

6. 当您在看牙时，您有没有感到恶心或者呕吐
①从来没有；②很少这样；③有时候会；④经常这样；⑤总是这样

7. 当您在看牙时，您有没有感到心跳加快
①从来没有；②很少这样；③有时候会；④经常这样；⑤总是这样

续表

8. 当您与医师约诊时有没有感到紧张和害怕
①有;②轻微的紧张和害怕;③有一点紧张和害怕;④比较紧张和害怕;⑤非常紧张和害怕

9. 当您走进牙科诊室时有没有感到紧张和害怕
①有;②轻微的紧张和害怕;③有一点紧张和害怕;④比较紧张和害怕;⑤非常紧张和害怕

10. 当您在候诊室等待就医时有没有感到紧张和害怕
①有;②轻微的紧张和害怕;③有一点紧张和害怕;④比较紧张和害怕;⑤非常紧张和害怕

11. 当您躺在牙科治疗椅上准备接受治疗时有没有感到紧张和害怕
①有;②轻微的紧张和害怕;③有一点紧张和害怕;④比较紧张和害怕;⑤非常紧张和害怕

12. 您对牙科诊室里的气味有没有感到不舒服
①有;②很轻;③有一点;④比较不舒服;⑤非常不舒服

13. 当您看到牙科医师并准备交谈时有没有感到紧张和害怕
①有;②轻微的紧张和害怕;③有一点紧张和害怕;④比较紧张和害怕;⑤非常紧张和害怕

14. 当您看到准备给您打麻醉的针头时有没有感到紧张和害怕
①有;②轻微的紧张和害怕;③有一点紧张和害怕;④比较紧张和害怕;⑤非常紧张和害怕

续表

15. 当麻醉针头注入您的口腔时有没有感到紧张和害怕
①有；②轻微的紧张和害怕；③有一点紧张和害怕；④比较紧张和害怕；⑤非常紧张和害怕

16. 当您看到钻牙时的机器时有没有感到紧张和害怕
①有；②轻微的紧张和害怕；③有一点紧张和害怕；④比较紧张和害怕；⑤非常紧张和害怕

17. 当您听到钻牙机器的钻动声音时有没有感到紧张和害怕
①有；②轻微的紧张和害怕；③有一点紧张和害怕；④比较紧张和害怕；⑤非常紧张和害怕

18. 当医师用牙钻钻您的牙齿时有没有感到紧张和害怕
①有；②轻微的紧张和害怕；③有一点紧张和害怕；④比较紧张和害怕；⑤非常紧张和害怕

19. 当牙科用器械检查或清洗您的牙齿时有没有紧张和害怕
①有；②轻微的紧张和害怕；③有一点紧张和害怕；④比较紧张和害怕；⑤非常紧张和害怕

20. 总的来说，您在看牙时的紧张或害怕程度是
①很；②有一点；③比较紧张和害怕；④非常紧张和害怕

引自：梁焕友，彭助力，潘集阳，等．牙科畏惧调查（DFS）量表中文版的研制与评价．中山大学学报（医学科学版），2006，27（2），240-244.

附录 6 儿童恐惧量表, 牙科分量表 (中文版)

	一点也不害怕	有一点害怕	比较害怕	相当害怕	非常害怕
	1	2	3	4	5
牙医					
医师					
打针					
牙医检查口腔					
不得不张着嘴					
牙医碰触你					
牙医看着你					
牙医钻牙					

续表

	一点也不害怕	有一点点害怕	比较害怕	相当害怕	非常害怕
	1	2	3	4	5
看见牙医钻牙					
牙医钻牙的噪音					
牙医将器械放入你口中					
透不过气					
不得不去医院					
穿白大衣的人					
牙医清洁你的牙齿					

注：北京协和医院提供，仅供参考。

附录 7 Frankle 治疗依从性评价量表（中文版）

评分	评价	描述
1分	完全拒绝	拒绝治疗；用力哭闹；极度恐惧；有明显拒绝治疗的动作或言语及表情
2分	相对拒绝	可以接受治疗但不情愿；有不明显拒绝治疗情况出现
3分	相对配合	可以接受治疗，表现谨慎小心，不能完全主动配合
4分	完全配合	主动接受治疗，与医师关系融洽；能够积极参与到治疗过程中

Houpt 治疗全过程依从性评价量表（中文版）

评分	描述
1分	完全失败：治疗过程根本无法进行
2分	部分完成：治疗过程被打断，只有部分治疗完成
3分	勉强完成：治疗过程被打断，最终治疗得以完成
4分	完成：治疗过程虽困难但得以不间断完成
5分	顺利完成：治疗过程只有轻微的哭闹和反抗
6分	非常顺利：治疗过程顺利，没有哭闹也没有反抗

注：北京协和医院提供，仅供参考。

附录 8 OAA/S 清醒/镇静观察者评价量表

反应性评分	语音	面部表情	眼睛
对正常语调反应快 5	正常	正常	无眼睑下垂
对正常语调反应冷淡 4	稍慢或含糊	稍微放松	眼睑轻度下垂
仅对大声呼名有反应 3	不清或明显变慢	明显放松	眼睑明显下垂
仅对轻推有反应 2	吐字不清	——	——
对推动无反应 1	——	——	——

注：其中 5 分无镇静，2～4 分镇静满意，1 分镇静过度
引自朱也森，姜红．口腔麻醉学．北京：科学出版社，2012

31

附录 9   Ramsay 镇静评分

临床表现	评分
不安静、烦躁	1 分
安静合作	2 分
嗜睡，能听从指令	3 分
睡眠状态，但可唤醒	4 分
呼吸反应迟钝	5 分
深睡状态，呼唤不醒	6 分

注：其中 1 分无镇静，2～4 分镇静满意，5～6 分镇静过度

引自：朱也森，姜红．口腔麻醉学．北京：科学出版社，2012

附录 10   改良 Aldrete 离院评分系统

改良 Aldrete 离院评分系统	
离院标准	分数
意识水平	
清醒，定向力好	2
轻微刺激即可唤醒	1
只对触觉刺激有反应	0
肢体活动	
各肢体能完成指令运动	2
肢体活动减弱	1
不能自主活动	0
血流动力学稳定	
血压波动＜基础平均动脉压值的 15％	2

续表

离院标准	分数
血压波动在基础平均动脉压值的 15%～30%	1
血压波动＞基础平均动脉压值的 30%	0
呼吸稳定	
可深呼吸	2
呼吸急促但咳嗽有力	1
呼吸困难且咳嗽无力	0
血氧饱和度	
吸空气时能维持血氧饱和度＞90%	2
需鼻导管吸氧	1
吸氧时血氧饱和度＜90%	0
术后疼痛	
无或轻微不适	2
中至重度疼痛需用静脉止疼药物控制	1
持续严重疼痛	0
术后恶心呕吐	
无或轻度恶心,无呕吐	2
短暂呕吐或干呕	1
持续中至重度恶心呕吐	0
总分	
总分大于 12 分,且单项没有低于 1 分的情况可以离院	

引自:李芸,李天佐.日间手术麻醉离院标准.国际麻醉学与复苏杂志,2011,12(32):744

附录 11 儿童牙科口服药物镇静治疗须知

尊敬的家长,您好:

您的孩子已预约于_____年____月____日____时在口服药物镇静下接受牙科治疗。为了更加安全顺利地为您的孩子提供牙科治疗,请仔细阅读并严格遵守以下要求,以免延误治疗。

1. 在就诊前 6 小时禁食、禁水。

2. 如儿童在就诊前出现任何疾病,服用任何药物,您应告知医师,因其可能会影响治疗。

3. 如儿童在治疗前 1~2 日仍有咳嗽、发热等症状,请致电_____,可将此次预约延期至儿童痊愈后。

4. 治疗前请排空大小便。

5. 口服药物镇静治疗是使用药物帮助儿童配合牙科治疗,如此次治疗效果不佳,可能会择期更换药物剂量或使用其他镇静方法。

6. 至少有一名家长于治疗全程在候诊区陪同,并在治疗之后 24 小时内严密照看儿童。

7. 治疗后观察评估儿童达到离院标准后方可离院。

8. 治疗后建议乘坐私家车或出租车回家,

不建议乘坐公共交通工具。

9. 治疗后尽量让儿童坐直,头位于直立位便于呼吸。

10. 儿童镇静后最常见的不良反应是烦躁,个别也可能出现复视、困倦和昏睡等情况。一般在镇静后 1~2 小时后出现,家长无需紧张,随着药物代谢,这些症状会逐渐消失。

11. 镇静后 2 小时可进食少量流食(水、果汁等),如出现呛咳,停止进食。

12. 镇静后如出现恶心、呕吐,立即将儿童头向一侧倾斜,防止呕吐物误吸。

13. 回家后儿童尽量减少活动,防止外伤,镇静后 24 小时内由家长监管儿童。

14. 离院后如出现任何问题,请随时致电牙科医师_____。

注:北京协和医院提供,仅供参考。

附录 12 牙科镇静治疗知情同意书

姓名   性别

出生日期   病历号

诊断

根据您所患有的牙科疾患及您存在的牙科

恐惧及其他特殊情况,您需要接受_____辅助下的牙科治疗。镇静一般是安全的,但由于个体差异也有可能发生意外和并发症。现告知如下:

1. 使用镇静药物可能会出现中毒、过敏、神经毒性等反应,导致休克、呼吸心跳停止,必要时需要抢救;

2. 镇静前已经采取力所能及的预防措施,但仍不能完全避免发生呕吐、误吸,呼吸抑制等并发症,必要时需要抢救;

3. 某些镇静药可引起恶性高热、精神异常;

4. 镇静可诱发、加重已有的合并症,导致组织器官功能衰竭;

5. 患者本身合并其他疾病或有重要脏器损害者,相关并发症和镇静危险性显著增加;

6. 术后可能会出现药物引起的不适症状,如嗜睡、头晕、多语、复视等;

7. 如镇静效果不佳,不能完成本次治疗,可能会择期更换药物剂量或使用其他镇静方法;

8. 其他。

作为患者,我已详细阅读以上内容,对医师的告知表示完全理解,经慎重考虑,我决定进行此项镇静。我明白在手术中,在不可预见的情况下,可能需要变更治疗方案或附加其他操作,我授权医师在遇有紧急情况时,为保障我的生命安全实施必要的救治措施,并保证承担全部所需费用。

患者/监护人签名:　　　主治医师签名:

　日期:　　　　　　　　日期:

注:北京协和医院提供,仅供参考。

附录 13　牙科镇静治疗记录

姓名　　　　性别　　　　出生日期　　　　　　病历号

电话　　　　治疗日期　　　　主治医师

牙科治疗内容

治疗可能包含的刺激和程度

采取方案　心理治疗　无痛治疗　吸入镇静　口服药物镇静　肌肉注射镇静　静脉浅镇静　静脉深镇静

患者要求的镇静程度　基本清醒完全可控　部分清醒可控　完全睡着

镇静药物和剂量

镇静治疗监测记录

时间	治疗内容	呼吸	心率	氧饱和度	血压	OAA/S评分	给药名称、剂量、速率/氧气笑气总流量/比例

续表

时间	治疗内容	呼吸	心率	氧饱和度	血压	OAA/S评分	给药名称、剂量、速率 氧气笑气总流量/比例

不良反应：

各种药物总剂量：

Frankl 评分

Houpt 评分

起效时间（给药到开始治疗）

镇静治疗总时间（给药到停药）

恢复时间（从停药到满足 Aldrete 离院评分）

顺行性遗忘情况：无遗忘 部分遗忘 完全遗忘

术中疼痛评分（0 无痛—10 剧痛）：

术中恐惧评分（0 无恐惧—10 极端恐惧）：

患者满意度：1（不满意）—5（非常满意）

医师评价及备注：

注：北京协和医院提供，仅供参考。

附录 14　儿童齿科舒适麻醉告知书

尊敬的家长您好:

您的孩子牙齿治疗时间拟安排在 20　　年
　　月　　日

我是您孩子的麻醉医师,非常高兴为您和您的孩子服务。请您于治疗前 30 分钟准时带孩子到大厅挂号等候。

为了能够更加安全顺利地为您的孩子提供全麻下龋齿治疗,有以下几点问题请您仔细阅读并注意:

麻醉前注意事项:

1. 麻醉前禁饮食时间:(减少小儿治疗中呕吐物吸入气管的危险)8 小时以内不能吃任何食物;6 小时以内不能喝牛奶;4 小时以内不能喝水(一定不能让小儿偷偷吃喝)。

2. 治疗当日请携带小儿各项化验检查结果、门诊病历、就诊卡等资料。

3. 治疗当日尽可能给小儿穿着开襟上衣,另备一套衣裳,并携带小儿水杯。

4. 治疗前 1～2 日可按照病例上预留的麻醉医师联系电话,与麻醉医师沟通小儿近 1～2

周内是否有感冒、发热、咳嗽咳痰、打喷嚏、流涕、嗓子疼等其他不适，以便更安全地为小儿实施齿科治疗。

5. 患儿如有松动易掉的牙齿请提前告知麻醉医师，以免脱落误入气管。

6. 治疗前请小儿排空大小便。

7. 提前做好个人卫生，治疗当日请勿化妆或涂抹油性护肤品及指甲油。

8. 长发小儿请家长将长发梳理至两侧，以方便小儿平卧。

9. 治疗前签署麻醉同意书，并填写联系电话和家长身份证号码。

治疗中请您耐心在候诊大厅等待

治疗后注意事项：

1. 治疗后半小时，在麻醉医师允许下方可进水，直至排出小便后方可进食。

2. 小儿全麻结束后再麻醉恢复室留观 2 小时达到离院标准后方可离院。

3. 患儿离院后若身体有不适请及时与麻醉医师联系，若牙齿有不适请及时与牙科医师联系。

4. 请于治疗后 6 小时及治疗次日 10:00—

11:00 致电麻醉医师,沟通小儿情况。

在此衷心感谢您的信任与配合

小儿牙齿相关问题,请您咨询牙科医师:＊

＊＊＊＊＊

第四军医大学口腔医院麻醉科

联系电话:＊＊＊＊＊＊＊

注:第四军医大学口腔医院提供,仅供参考。

第二部分

口腔门诊常用镇痛与镇静技术

1. 口腔门诊疼痛控制技术

1.1 简介

随着局部麻醉技术的不断进步和局部麻醉药物的不断改进，单独采用局部麻醉方法已经可以控制绝大部分口腔门诊治疗过程中可能产生的疼痛。尤其是采用无痛局部麻醉注射以后，基本可以做到从局麻注射开始到口腔治疗结束，整个过程完全无痛。

近年来牙周膜麻醉、经腭侧黏膜下浸润麻醉等技术的广泛应用，使得局部麻醉技术更精确、副作用更少。笑气镇痛镇静等措施等应用，也有效地减轻了局麻注射和洁牙等过程的疼痛和紧张。虽然广大口腔医师对于局麻技术大多能够熟练掌握，但对于无痛局麻注射还不能完全掌握，对于各类技术尤其是近年推广的腭侧麻醉技术的选择还欠缺经验，同时对于各类局麻并发症的处理尤其是合并镇静治疗时并发症的处理理解上也容易出现偏差。

1.2 局部麻醉药物

1.2.1 局麻药物的分类

局部麻醉剂按其化学结构可分为两大类：

(1)酯类(例如,普鲁卡因、苯佐卡因、丁卡因);

(2)酰胺类(例如,利多卡因、甲哌卡因、丙胺卡因、阿替卡因)。

不论是酯类还是酰胺类,都是血管扩张剂,会降低局麻药物局部保持一定浓度的时间,但酰胺类扩张性要远低于酯类,这也是目前大多选用酰胺类局麻药的重要原因之一,目前国内市场由于市场准入等原因,最多选用的局麻药物是利多卡因和阿替卡因。

1.2.2 血管收缩剂的选用

把血管收缩剂添加入到局麻药中,使得注射区域血管收缩,降低了局部麻醉剂进入血流的吸收率,从而降低毒性反应,延长局部麻醉时间。

由于加入血管收缩剂后麻醉效果明显提高,在可能的情况下尽量推荐使用加入血管收缩剂的局部麻醉药物,但以下情况应该引起注意：

(1)甲状腺功能亢进患者禁用肾上腺素。

(2)由于肾上腺素可导致心律失常,服用三环类抗抑郁药的患者应用肾上腺素的剂量应保持在最低限度,左旋异丙肾上腺素和去甲肾上腺素是绝对禁忌。

(3)有严重的心血管疾病,甲状腺功能不全等疾病的患者使用时要慎重。

1.2.3 局部麻醉药物的选择

(1)选择局部麻醉药应考虑下面几种情况:患者的病史和用药史;口腔治疗的预期持续时间;出血控制的需要;其他药物的使用(例如,笑气、镇静剂、全麻药物)。

(2)建议在局麻药物中使用血管收缩剂,以减少局部麻醉剂的中毒风险并提高麻醉效果。

(3)如果遇到硫酸氢盐过敏的患者,必须使用不含有血管收缩剂的局部麻醉剂。无血管收缩剂的局部麻醉药可用于短期的治疗,但同样应该谨慎使用,使麻药物中毒的风险降到最小。

(4)任何麻醉剂都不应超过其最大剂量。

1.2.4 表面麻醉剂的使用

表面麻醉剂的应用有助于减少局麻注射引

起的不适。表麻药可有效作用于表层组织(深度 2～3mm),减少针头刺入口腔黏膜时的疼痛。表面麻醉药物有凝胶、液体、软膏、贴剂和喷雾等多种形式。

使用时注意事项:

(1)表面麻醉剂可用于局部麻醉剂注射之前,以减少针刺不适。

(2)应该了解该外用药物的药理特性。

(3)如果选择气雾剂,建议计量喷雾。

(4)计算给予麻醉剂的总量时,必须考虑表面麻醉剂的全身吸收。

1.3 局部麻醉技术

对于大多数口腔医师来说,都能够熟练掌握各类口腔门诊治疗中的局部麻醉技术。本章目的不是具体介绍各类麻醉技术的操作细节,而是重点讨论如下内容:

(1)如何实施无痛麻醉注射;

(2)如何为提高患者治疗过程的舒适度而选择不同的麻醉方法;

(3)如何保障整个口腔治疗过程的无痛;

(4)各类补充麻醉技术的应用。

1.3.1 表面麻醉技术及无痛局部麻醉注射

为减少局部注射过程的疼痛,进行表面麻醉非常必要,尤其是对于儿童进行局部麻醉注射时,为达到完全无痛,必须进行表面麻醉。表面麻醉不但包括穿刺黏膜前对黏膜的麻醉,也包括髓腔内注射前对表层牙髓的麻醉、牙周膜注射前对牙周韧带的麻醉等。

表面麻醉剂的选择很重要,尽量不要扩散到周围组织或唾液中,要做好保护。对于儿童还特别要考虑到味道。表面麻醉前,一定要保持拟麻醉组织的干燥。

为达到无痛局部麻醉注射,除了要进行表麻麻醉以外,还需做到以下几点:

(1)建立麻醉注射通道,也就是所谓的"预麻醉技术",在注射针头进入组织之前,先注射麻醉药物,麻醉注射针头将通过的通道。

(2)保持足够慢速和恒定给药速率。给药过快和速率变化往往是造成局麻注射疼痛的主要原因。

(3)尽量减少注射针头在组织内的移动,尤其是注射刚开始时。这需要注射时找好支点、注意手的稳定性和使用轻便的注射器。

专家意见：

（1）计算机控制局麻注射系统（computer-controlled local anesthetic delivery，C-CLAD）对于完成无痛局麻注射起到非常重要的作用，使用此类设备可以保证恒定速率给药，并且速度慢到患者没有疼痛感觉，其轻便的手柄也有利于长时间握持而不至于疲劳。

（2）有些情况下，无痛麻醉注射非常重要，例如髓腔内注射和幼小儿童的局麻注射，如不采用无痛麻醉注射，往往会给患者造成非常痛苦的感受，从而降低治疗依从性。

1.3.2 浸润麻醉技术

浸润麻醉技术是口腔门诊最常用的局麻技术，可以将麻药注射于神经组织或周围组织。常用的浸润麻醉技术包括根尖牙神经丛的浸润麻醉、牙髓神经的浸润麻醉和牙周组织及黏膜组织的浸润麻醉。

常用的有：

（1）经唇颊侧注射黏膜下牙神经丛的浸润麻醉；

（2）经腭侧注射的牙神经丛的浸润麻醉；

（3）主要用于麻醉牙周组织的间板麻醉；

（4）主要用于麻醉牙髓组织的髓腔内麻醉；

（5）麻醉单个牙齿牙髓及牙齿周围组织的牙周膜麻醉。

浸润麻醉的优缺点：

优点：

（1）技术简单，容易掌握。

（2）起效快，尤其是髓腔内麻醉，注射后即可开始治疗。

（3）麻醉持续时间短，一般治疗完成后很快即可恢复感觉。

缺点：

（1）在神经或周围组织存在炎症时，效果不好。

（2）如不采用无痛局麻注射技术，经腭侧或直接注射于神经组织时疼痛较明显。

（3）麻醉范围小，不适用创伤较大的操作。

操作注意事项：局部浸润麻醉操作比较简单，麻药注射位点一般来说比较浅，对于牙根神经丛的麻醉来说，应该注意选择最容易渗透的方位来进针，从而避免麻醉效果不佳或起效时间过长。

专家意见:随着无痛注射的普及,经腭侧注射、牙周韧带注射及牙髓神经的局部浸润麻醉得到了越来越广泛的应用。

1.3.3 阻滞麻醉技术

阻滞麻醉是将麻药注射在神经干附近,从而麻醉较大一部分区域。阻滞麻醉也是口腔门诊常用的麻醉技术,常用的有:

(1)上牙槽后神经阻滞麻醉(上颌结节阻滞麻醉);

(2)腭大神经阻滞麻醉;

(3)上牙槽前中神经阻滞麻醉;

(4)经腭侧上牙槽前神经阻滞麻醉;

(5)下牙槽神经阻滞麻醉;

(6)颊神经及舌神经阻滞麻醉;

(7)切牙神经阻滞麻醉;

(8)Gow-Gates法下颌神经阻滞麻醉。

说明:从理论上将,三叉神经的每一个分支均可进行阻滞麻醉,口腔门诊实际应用中,我们采用的阻滞麻醉技术也远远多于上述几种。

阻滞麻醉的优缺点:

优点:

(1)麻醉范围广,麻醉时间长,适合长时间,创伤大的操作。

(2)由于药物作用于神经干,所以麻药用量少,麻醉效果明确。

(3)由于药物作用于神经干,神经终末支附近炎症不会影响麻醉效果。

缺点:

(1)麻醉位点往往较深,操作技术复杂,因技术原因造成的麻醉失败率高。

(2)进针路径长,容易造成血肿、神经损伤和术后疼痛等并发症。

(3)往往麻醉持续时间超过口腔操作时间,部分患者术后有较强烈的不适感。

专家意见:近几年来由于腭侧浸润麻醉、牙周膜麻醉以及骨内麻醉等技术的广泛应用,因麻醉效果不好而采用阻滞麻醉的情况越来越少了,选用阻滞麻醉一般是出于操作时间、麻醉范围和避免局部炎症的考虑。

操作注意事项:

(1)阻滞麻醉的位点一般较深,附近解剖结构复杂,所以术者一定要掌握相关的解剖知识,并且熟练掌握注射技术,才能有效提高麻醉成功率和避免并发症。

(2)由于存在解剖变异,阻滞麻醉技术不可避免地存在一定的麻醉失败率,必要时需二次注射或采用其他方式的补充麻醉。

专家意见: 下牙槽神经阻滞麻醉的失败率较高,如果是麻醉下颌单个牙齿或附近组织,可以采用牙周膜麻醉或其他替代麻醉方法,随着计算机控制局麻系统的应用,一样可以取得非常明确的麻醉效果,并且没有注射疼痛和术后麻木时间过长等不适感觉。

1.3.4 补充麻醉技术

补充麻醉技术是指初次麻醉效果不好时采用的二次麻醉方法,其实不是单独的麻醉技术,一般用作补充麻醉的有牙周膜麻醉、髓腔内麻醉和骨内麻醉。

这些麻醉技术作为初次麻醉方法往往会给患者带来较明显的痛感和不适感,所以既往多作为补充麻醉的方法。但应该指出的是,随着计算机控制局麻注射系统的应用,牙周膜麻醉即使作为初次麻醉方法使用,也完全可以做到无痛注射,所以越来越多的口腔医师已经将牙周膜麻醉作为初次麻醉使用了。

实施补充麻醉时,虽然已经取得了一定的

麻醉效果,但仍然要注意无痛操作,如髓腔内麻醉前要做表麻处理,骨内麻醉时麻药推送速率一定要慢等等。

另外,当颊侧局部浸润麻醉效果不好时,往往也可以以腭侧局部浸润麻醉作为补充麻醉。

1.4　并发症及急症的预防和处理

局部麻醉,尤其是阻滞麻醉、复合镇静治疗下的局部麻醉和儿童局部麻醉容易产生一些并发症和急症,这些情况的预防和处理有赖于相关知识的掌握和预案的演练。

1.4.1　常见的并发症和急症

(1)常见的并发症有:血肿、感染、神经损伤和麻醉后口腔软组织损伤等。

(2)常见急症有:晕厥、麻药过量、全身系统疾病急性发作和低血糖等。

1.4.2　预防和处理

并发症的预防主要有赖于对解剖知识和麻醉技术的掌握。另外,采用尽量简单的局部浸润麻醉替代阻滞麻醉也是非常重要的措施。

急症的预防和处理需要注意以下几个方面:

(1)了解并认识各类急症的表现,从而才能做出正确的诊断和处理。

(2)制订详细的预案,一旦出现情况,立即按预案处理。

(3)要有详细的处理记录。

专家意见:

(1)晕厥样表现是口腔门诊常见的急症,要能够鉴别出是恐惧等原因造成的血管减压性晕厥,还是低血糖或癫痫等全身疾病发作造成的晕厥样表现。

(2)复合镇静治疗时,尤其对于儿童复合镇静治疗时,药物过量更容易发生,需要引起足够重视。

(3)局麻药物过敏和心脑血管疾病的急性发作虽然很少发生,一旦发生则可能比较凶险,需要有详细的预案并熟练演练。

2. 口服药物镇静技术

2.1 简介

通过口服镇静药物是口腔门诊常用的镇静

措施之一,尤其对于不愿配合的儿童患者更有较好的疗效。

专家意见:通过口服镇静药物一般可以获得轻度或中度的镇静效果,这对于缓解儿童患者的恐惧很有帮助,但并没有止痛作用,所以整个过程的无痛措施一定要做好,既往有的报道效果不明显,经常是因为没有做到全治疗过程的完全无痛,儿童尤其对看牙非常恐惧的儿童,对于疼痛非常敏感,一旦感觉疼痛,哪怕轻微疼痛,就会做出较激烈的反应,使前期的镇静措施失败,这一点非常值得引起重视。

2.2 口服镇静药物的优缺点

优点:

(1)无创操作,患者尤其儿童容易接受。

(2)口服给药,一般来说镇静程度较浅,相对安全。

(3)无需复杂设备。

缺点:

(1)镇静程度不宜控制,为获取不同镇静程度需要多次复诊滴定给药。

(2)一般来说不宜通过口服给药途径获得

59

较深的镇静效果。

(3)相对于其他给药途径,起效时间较长,持续时间较短,恢复时间也相对较长。

2.3 病例选择

口服药物镇静主要适用哭闹、不愿配合的儿童。不能配合服药的患儿以及需要长时间的口腔操作不适合使用。

2.4 常用的口服镇静药物

在口腔门诊,常用的口服镇静药物有水合氯醛和安定类药物,例如咪达唑仑。口服剂型咪达唑仑是近 20 年来世界范围内在儿童口腔门诊最常用的口服镇静药物,与其他口服药物比较,咪达唑仑起效更快,抗焦虑的作用更明显。一般推荐剂量为 0.5mg/kg 至 0.75mg/kg,最大剂量不超过 15mg。

2.5 操作注意事项

(1)术前准备

专家意见:对于儿童来说,复诊预约晨起空腹给药比较安全。

(2)药物准备:以口服咪达唑仑为例,目前国内尚没有专门为儿童准备的口服糖浆剂型,可以将药片按大体剂量分割后碾成粉末,溶于5~10ml饮料喂服。

(3)服药注意事项:喂服药物时要注意检查有无剩余残渣,加少许液体后再次喂服,否则会影响镇静效果。喂药过程可以在诊室外进行。

(4)起效时间及治疗注意事项:以咪达唑仑为例,一般服药后15~20分钟起效,患儿感到精神放松,能够配合治疗即可,无需较深程度镇静,必要时,在不引起儿童强烈反应的情况下可以使用束缚装置。

起效后需在完全无痛的状态下进行口腔治疗,对于儿童来说,完全无痛治疗是非常重要的,不仅事关是否能完成当次治疗,而且一旦感到疼痛,今后再次镇静或进行其他口腔治疗都会遇到障碍,即留下了不良的口腔治疗经历。

所以,对于此类儿童患者来说,镇静后往往主要的操作时间是进行无痛局部麻醉注射,从而保证局麻注射的完全无痛。

咪达唑仑有效的镇静操作时间在20~40分钟,口腔临床操作时间可以根据情况灵活掌握,但不能为了多看牙,减少复诊而人为的延长治疗时间,使患儿感到不适。

治疗过程中应监测患儿的生命体征,重点是血氧饱和度监测。

如果因镇静不足无法完成治疗,可以在下次复诊时加大药物剂量,即所谓的分次就诊滴定给药或复合其他镇静方法完成治疗。

(5)术后注意事项:治疗结束以后,至少应恢复 30 分钟,在评估安全后方可离院。因离院后相当长时间,有时可达数小时,患儿还会感觉到药物的镇静作用,所以,一定叮嘱监护人做好陪护工作,尤其是防止意外跌伤,还要注意怀抱年龄较小儿童时的颈部保护。

3. 笑气吸入镇静技术

3.1 简介

笑气镇静技术是口腔门诊治疗应用最早的镇静措施,如今采用的笑气-氧气混合镇静技术安全性更高、操作更方便。

3.2 口腔镇痛镇静用笑气-氧气混合镇静设备的特点

（1）多重安全阀门，保证吸入氧气至少不低于 30%。

（2）多个单向阀门，保证治疗气体单向流动，从而保证患者吸入的笑气浓度始终为设定值。

（3）具有口腔专用的鼻吸入面罩。

（4）具有专用的废气回收装置。

3.3 笑气-氧气混合镇静的优缺点

优点：

（1）起效时间快，一般从开始吸入到达到满意程度，3～5 分钟即可完成。

（2）恢复时间短，停止吸入笑气后，即刻镇静作用消失，加上氧气灌洗的时间，3～5 分钟后即可完全恢复。

（3）镇静程度可以通过增减笑气浓度调整，达到滴定给药。

（4）安全性高，如果注意在镇静过程中和患者交流，可以达到自控镇静的目的，不容易出现镇静过度的情况。

(5)较高浓度笑气有一定的镇痛作用,在洁牙和局麻注射前使用有较明显效果。

缺点:

(1)需要购买专门的设备,如果镇静时间较长时,笑气的费用也很可观,支出较大。

(2)因需要患者配合,缩窄了适应证。

(3)长时间使用笑气需注意废气处理问题,如处理不当,可能对操作的医师造成伤害。

3.4 病例选择

(1)对口腔治疗害怕,焦虑或难以配合的患者。

(2)某些有精神疾病的患者。

(3)某些局麻效果不完善的患者。

(4)咽部反射敏感,影响口腔治疗的患者。

(5)需要长时间配合治疗单纯使用口服药物仍不能配合的儿童患者。

3.5 操作注意事项

(1)应用笑气之前,应了解患者是否适合使用笑气,尤其是有的患者对于使用笑气会有恐惧心理,觉得有窒息的感觉,则不适合使用。

(2)确定使用之后,要检查设备管路连接、气体压力等,做好准备工作。

(3)给患者吸纯氧气,并根据气囊变化确定气体流量,教会患者鼻呼吸及如何用手势与医师沟通镇静程度是否合适。

(4)5%~10%的笑气浓度为初始浓度,每1~2分钟增加5%,直至患者感到舒适,可以接受治疗为止,即达到理想镇静程度,术中根据治疗情况或患者要求,可以增减笑气浓度,例如局麻注射前,可以增加笑气浓度到50%或以上,利用笑气的止痛作用减少注射过程中的疼痛。

(5)治疗结束后,停止笑气并给纯氧气灌洗2~3分钟。

(6)休息30分钟后即可离院。

专家意见:采用笑气-氧气混合镇静时,尤其当操作时间较长时,如果能够同时为患者提供视频眼镜观看视频节目,可以缓解患者因看牙而产生的紧张和疲倦。

4. 静脉清醒镇静技术

4.1 简介

静脉清醒镇静是指通过静脉通道给予一定的镇静药物使患者保留意识的一种镇静方法。

4.2 病例选择

静脉清醒镇静,是常由于不能通过经鼻吸入笑气或口服给药效果不佳而采用的镇静方法,通常患者用这种方法可以达到中度镇静水平,或深度水平。由于该方法可以滴定,因此,安全性较高,是口腔镇静常用方法之一。

4.3 常用镇静药物

静脉镇静常用药物有丙泊酚、依托咪酯和咪达唑仑等,它们镇静效果显著,且作用时间短,具有良好的顺行性遗忘作用,副作用小,对呼吸和循环系统抑制轻,安全性高,这些药物特别适用于口腔治疗中的镇静要求。近来临床上应用最多的是咪达唑仑。

专家意见：丙泊芬、依托米酯应由麻醉医师使用。

4.4 咪达唑仑静脉清醒镇静技术

镇静最常用的药物是苯二氮䓬受体激动剂咪达唑仑。咪达唑仑具有催眠、镇静、抗焦虑、遗忘、抗惊厥和中枢性肌肉松弛作用。咪达唑仑起效时间为 30～60 秒，咪达唑仑的血浆药物浓度和脑电图效应的平衡半衰期约为 2～3 分钟，且不受年龄的影响。临床应用：药物应按个体化原则应用，逐渐给药直至产生充分镇静。咪达唑仑给药后 2～3 分钟达到峰效应，所有患者均应进行生命体征监测。口腔治疗镇静可根据治疗时间的长短，选择分次给药，首次 1mg 或 2mg，根据镇静情况每 2～3 分钟追加 1mg，直到达到理想镇静程度为止，最大剂量不超过 15mg。

专家意见：采用滴定法，成人首次 1mg，逐次追加每次 1mg，逐渐达到中度镇静的程度。

4.5 并发症及急症的预防和处理

咪达唑仑安全范围很大，咪达唑仑最主要的问题是呼吸抑制。如果发生抑制呼吸，可用氟马西尼来拮抗其作用。

5. 深度镇静技术

5.1 深度镇静技术简介

深度镇静技术是指单独或联合用药后,患者意识受到抑制,部分保护性反射消失,有时不能按外在命令做出快速反应的一种镇静方法。

5.2 常用药物和给药途径

5.2.1 给药途径

肠内给药:包括口服、舌下给药和直肠给药。

肠外给药:包括静脉注射、肌内注射、皮下注射、鼻内给药等。

吸入给药:麻醉药物通过肺进入体内。

5.2.2 常用药物

静脉麻醉药:

(1)丙泊酚,是一种新型快速、短效的静脉麻醉药,具有催眠、镇静与遗忘作用。实施深度镇静时可单次静脉推注或 TCI 靶控输注。丙泊酚单独应用时意识受到抑制甚至消失所需血药浓度为 2.5～4.5ug/ml。

(2)依托咪酯,为催眠性静脉麻醉药,无镇痛作用。其特点为对呼吸、循环影响轻微,不影响心肌氧耗量,具有轻度扩张冠脉作用,适用于冠心病、心功能较差及年老体弱患者。镇静浓度为 150～300ng/ml。癫痫患者及肝肾功能严重不全者禁用,有免疫抑制、脓毒血症及进行器官移植的患者禁用或慎用。

(3)氯胺酮,为唯一具有镇静、镇痛和麻醉作用的静脉麻醉药,其意识受到抑制甚至消失和镇痛作用呈剂量依赖性。血浆药物浓度达到 0.7～2.2ug/ml 就可达到催眠和遗忘作用。常需要和苯二氮䓬类药物合用以减少幻觉等精神症状的发生。高血压、心肌供血不足、癫痫及青光眼患者不宜使用。

神经安定药:咪达唑仑,目前临床应用最广泛的唯一的水溶性苯二氮䓬类药物,具有良好的镇静、遗忘作用,作用时间短,心血管副作用轻微,镇静强度随剂量增加。

5.3　病例选择

牙科恐惧症,要求意识受到抑制甚至消失

69

的患者;不配合的智障患者。

5.4 具体操作技术介绍

5.4.1 镇静程度的选择

深度镇静时 OAA/S 评分应在 3 分左右。

5.4.2 具体方法及步骤

首先,记熟 OAA/S 评分表。这是评估镇静患者镇静深度的基本工具。在实施镇静前,口腔医师先设定好诊疗椅高度与各个角度,评估患者坐、躺的姿势是否会影响镇静过程中呼吸道的通畅。

有条件可先吸入笑气缓解患者的紧张和焦虑,开放静脉。

静脉注射药物:①咪达唑仑 0.05～0.1mg/kg,小儿及成人均可按此计算,通常剂量不超过 5mg;可联合小剂量镇痛药芬太尼 0.5～2ug/kg。②咪达唑仑 0.05～0.1mg/kg;联合氯胺酮 0.5～1.0mg/kg。③丙泊酚单次注射 1～2mg/kg,联合小剂量镇痛药芬太尼 0.5～2ug/kg;恒速注射:0.1～0.15mg/kg/min,3～5 分钟后,0.025～0.075mg/(kg·min)维持,可联合小剂量镇痛药芬太尼 0.5～2ug/kg;TCI 靶控注射:1.5～

3.0ug/kg,联合小剂量镇痛药芬太尼0.5～2ug/kg。

当操作开始时镇静深度可维持在 OAA/S 评分3分。

专家意见:深度镇静时,口腔医师在使用开口器时,应以方便口内操作即可,而非将口腔空间撑至最大,这样不利于镇静状态的呼吸及吞咽。

专家意见:应以四手操作提供镇静患者的口腔治疗,用强力吸引器及时吸引口内的分泌物、血液及钻针冲水,不宜以自动抽吸管固定于病患嘴角。

在整个诊疗过程中,负责镇静的医师必须密切观察患者的生命体征,除了监护的仪器外,还需要观察呼吸的频率、幅度、口唇颜色等。

治疗结束患者进入复苏区域进行复苏,等意识完全清醒、定向力恢复、呼吸及循环稳定后在陪护的陪同下离院。

5.5 常见并发症及处理

呼吸抑制:是深度镇静最常见的并发症,当呼吸暂停或频率及动度减少,氧饱和度下降如发现患者有呼吸抑制时,应暂停治疗,吸氧并采用面罩手控辅助呼吸,呼吸抑制多为一过性,待患者呼吸恢复正常,氧饱和度回升至95%再继续操作。必要时可气管插管或插入喉罩辅助呼吸至患者呼吸完全恢复正常。

喉痉挛:口腔治疗时口内的分泌物、血液、冲洗液可直接刺激咽喉部,诱发喉部肌群反射性收缩,发生喉痉挛。因此,必须保证适当的麻醉深度,及时把口内吸引干净,严密观察患者的生命体征,发现问题及时处理。发生喉痉挛后,一旦出现症状,应立即停止所有治疗,轻度时扣面罩吸氧即可解除,重度时可以给予肌松药并行面罩或气管内插管控制呼吸。

反流误吸:深度镇静时,患者的咽喉反射被抑制,口腔内的血液及分泌物较多,有可能误吸入气管;胃的贲门括约肌松弛,胃液及胃内容物可能反流到呼吸道,造成吸入性肺炎,也可引起严重的缺氧,如果不能及时缓解,可危及生命。因此,必须严格禁食禁饮,防止反流误吸。一旦发生呕吐,立即使患者采取侧卧位,扣拍背部,及时清理口咽部的呕吐物,观察生命体征,特别是氧合状态,必要时插入气管内导管在纤支镜下行气管内冲洗及吸引。及时使用糖皮质激素和抗生素。

6. 口腔门诊全身麻醉技术

6.1 简介

口腔门诊全身麻醉不同于口腔诊疗中的局部麻醉和镇静,全麻过程中患者神志消失、全身痛觉丧失、遗忘、反射抑制,需要特殊的麻醉和监护设备,须由麻醉专业医师实施,而口腔诊疗中的局部麻醉和镇静则可由口腔科医师经过培训后自行实施。

6.2 口腔门诊全身麻醉的主要方法

口腔治疗因为部位的特殊性,为防止治疗过程中口腔分泌物或出血流向气道,口腔门诊全身麻醉的主要方法为气管内全身麻醉,口腔治疗中的任何非气管内全身麻醉都可能是不安全的。

口腔门诊全身麻醉可选择气管内插管麻醉,因其部位特殊性,一般选择经鼻腔气管插管,但若在不影响操作的情况下也可选择经口腔插管或经口腔喉罩全麻。

6.3 病例选择

不能配合完成口腔治疗或对口腔治疗极度恐惧的患者都是口腔门诊全麻的适应证。

有严重心肺疾病或重要脏器功能代偿不全的患者(ASA 分级 Ⅲ 级或 Ⅲ 级以上)都不是口腔门诊全麻的适应证。若该部分患者需全麻治疗,宜选择住院治疗。

6.4 术前准备

接受口腔门诊全麻患者术前需要做相应的术前检查,主要内容包括血常规、出凝血功能、肝肾功能检查和心电图检查,若有特别情况可再追加专项检查。

全麻前需按常规禁食、禁饮。

6.5 全麻的实施和管理

口腔门诊全麻的实施和管理与一般外科手术全麻基本相同,但是口腔治疗刺激较轻,全麻时可酌情减少麻醉维持用药。口腔门诊全麻应尽量安排上午手术,以便治疗后有充足的苏醒恢复时间。

6.6　术中监测

任何口腔门诊全麻手术中均须严格监测患者生命体征,须有心电、血压、脉搏氧饱和度和呼气末二氧化碳监测,一般口腔门诊全麻手术治疗不需留置导尿。由于口腔全麻手术治疗后患者大部分当天回家,为减少并发症,全麻手术治疗时间建议 3 小时内完成。

6.7　全麻复苏

治疗完毕后,当患者呼吸、意识和肌肉松弛完全恢复后方可拔管,完全苏醒恢复后无恶心呕吐,生命体征平稳,应在家属陪伴下离院回家。